Abnehmen für Frauen

I0413890

Schlank ohne Sport

1. Auflage 2017

Meine Empfehlung

Um dir mehr Infos als in diesem Buch zu bieten, empfehle ich dir nachfolgend eine **Webseite** auf der du 2 Fragen zum Thema Abnehmen **komplett kostenlos** beantwortet bekommst.

Klicke hierzu einfach jetzt auf den nachfolgenden Link und stelle dort deine 2 Fragen:

http://www.erfolgreiche-fettverbrennung.de/u1/

Inhaltsverzeichnis

Kapitel 1
Zu wenig essen

Die Nahrungsaufnahme ist ein wichtiger Bestandteil, um die lebenserhaltenden Funktionen des Körpers aufrechtzuerhalten. Insbesondere die in den Lebensmitteln enthaltenen Nährstoffe erlauben einen intakten Ablauf aller Organe des Körpers.

Durch diese menschlichen Abläufe im Körper werden bei jeder Handlung Kalorien verbraucht. Jede minimalste Bewegung führt dazu, dass Kalorien verbraucht werden. Selbst Sitzen ist eine körperliche Tätigkeit, wobei Kalorien verbraucht werden.

Als **Grundumsatz** beschreibt dabei man den Kalorienverbrauch, den der Körper benötigt, um alle zum Leben notwendigen Funktionen und Organe aufrechtzuerhalten.

Der Grundumsatz beschreibt dementsprechend den Kalorienverbrauch, der natürlich und alltäglich stattfindet und ist von dem Kalorienverbrauch durch sportliche Tätigkeiten zu unterscheiden.

Warum soll ich nicht weniger essen, wenn ich abnehmen will?

Oft wird in zahlreichen Diäten empfohlen, die Kalorienzufuhr, die eingenommen werden soll, erheblich zu minimieren. Dabei ist dem Anwender solcher Diäten oft nicht bewusst, dass solche Empfehlungen nicht nur falsch, sondern auch gesundheitsschädigend sind!

Aussagen, wie „Menschen können mit Hunger umgehen", sind völliger Unsinn! Denn eine erfolgreiche und längerfristige Reduzierung des Gewichtes funktioniert nur mit einem ausgewogenen Essverhalten.

Nicht zu verleugnen ist, dass eine drastische Kalorienreduzierung von einem täglichen Kalorienbedarf von 2.000 kcal auf 1.500 oder sogar 1.000 kcal, natürlich auch zur einer Gewichtsabnahme führt, denn es entsteht ein

Kaloriendefizit. Dies ist aber nur eine sehr kurzfristige Maßnahme für das Abnehmen.

Das Nichterreichen des Grundumsatzes hat sehr negative Konsequenzen für den Anwender. Denn dadurch erfolgt ein erheblicher Verlust der physischen und psychischen Leistung. Der Verlust der Konzentrationsfähigkeit, Energie und Kraft sind die Folge. Ebenso fühlt man sich antriebslos und schlapp und alle notwendigen Kraftreserven werden aufgebraucht.

Ein Defizit der Kalorien führt also zwar kurzfristig zur Gewichtsabnahme, ist aber langfristig schlecht für die Gesundheit und das körperliche Wohlempfinden.

Wie esse ich richtig, wenn ich abnehmen will?

Um optimal abzunehmen, ist es ratsam, während dieses Zeitraumes den Bedarf an Kalorien auf ungefähr 5 kleine Mahlzeiten pro Tag zu verteilen.

Der Grund dafür ist der Stoffwechsel des Körpers. Denn die Verteilung der Mahlzeiten führt dazu, dass mehr Zeit aufgewendet werden muss, um den gesamten benötigten Kalorienbedarf einzunehmen. Dies wiederum hat zur Folge, dass der Stoffwechsel die ganze Zeit angewendet werden muss und je mehr der Stoffwechsel leistet, desto mehr Kalorien werden verbraucht.

Ebenso wichtig ist die Zufuhr von Eiweiß in ausreichender Menge während man abnehmen möchte, da Eiweiß eine wichtige Schutzfunktion für die Muskeln hat. Insbesondere um einen unwillkommenen Muskelabbau zu verhindern.

Im darauffolgenden Kapitel erhältst Du einen wichtigen Einblick über Kohlenhydrate und Fette sowie über die richtige Ernährungsweise während des Abnehmprozesses.

Was passiert, wenn Du nichts mehr isst?

Die unmittelbare Konsequenz, wenn du die Nahrungsaufnahme stoppst, ist unweigerlich der Verlust von Körpergewicht. Das hört sich im ersten

Moment natürlich vielversprechend an. Da stellt man sich natürlich auch die Frage, warum man nicht einfach aufhört zu essen und eine Fastenkur beginnt.

Dies führt dazu, dass der Körper aufgrund einer geringen Nahrungsaufnahme Flüssigkeit verliert. Dadurch wird unweigerlich Gewicht abgebaut. Ebenso führt der Nahrungsaufnahmestopp zum Abbau von wichtiger Muskelmasse.

Der Flüssigkeitsverlust kann problemlos behoben werden, der Verlust an Muskelmasse stellt jedoch ein Problem dar, da dieser nicht so leicht behoben und ausgeglichen werden kann.

Kapitel 2
Nicht genug Bewegung im Alltag

Es ist bekanntermaßen erwiesen, dass der Mangel an Bewegung nicht sehr gesundheitsförderlich ist. Jedoch wird diese Tatsache immer noch oft unterschätzt, denn die Auswirkungen, die der Mangel an Bewegung und der Mangel an sportlichen Aktivitäten, sind oft beträchtlicher, als es den Anschein erweckt.

Im Folgenden sollen nun die schlimmsten Folgen im Hinblick auf den Abnehmprozess, durch den Mangel an sportlichen Aktivitäten und Bewegung auf die Gesundheit erläutert werden.

Muskelabbau

Die bekannteste Folge von Bewegungsmangel ist der Muskelabbau. Denn die Muskeln werden dadurch, dass sie nicht durch sportliche Betätigung beansprucht werden, abgebaut und dezimiert.

Zu bemerken ist, dass Muskeln schwerer sind, als Körperfett. Wenn nun Muskeln abgebaut werden, verringert sich automatisch auch deutlich das Gewicht. Vernachlässigt wird dabei aber, dass es aber nicht das Körperfett, das abgebaut worden ist, sondern die Muskeln. Das eigentlich überflüssige Körperfett bleibt somit erhalten. Das Gewicht wird anfangs allein nur durch den Muskelabbau abgebaut.

Dies hat zur Folge, dass bei sportlicher Betätigung deutlich schwächere Leistungen erzielt werden und dies wiederum beeinträchtigt das Abnehmen. Ebenso führt der Muskelabbau dazu, dass weniger bis kaum Kalorien verbrennt werden. Denn Muskelmasse bedeutet, dass Kalorien verbraucht werden.

Ebenso hat der Muskelabbau auch negative ästhetische Aspekte. Ein definierter und muskulöser Körper gilt in der westlichen Kultur als Schönheitsideal. Oft ist dies auch der Grund um Sport zu betreiben. Durch einen Muskelabbau ist dies folglich nicht möglich und es kann kein optisch erwünschter Traumkörper erzielt werden.

Rückenschmerzen

Aber nicht nur Muskelabbau ist eine Folge von Bewegungsmangel, sondern auch Beeinträchtigungen am Rücken können auftreten. Natürlich gibt es auch Formen von Rückenschmerzen, die genetisch- oder krankheitsbedingt sind. Jedoch häufig ist die Ursache von Rückenschmerzen der Mangel an Bewegung.

Insbesondere die Rückenmuskulatur ist sehr empfindlich und neigt zum Abbau deren Muskel und muss daher regelmäßig trainiert und angeregt werden. Die heutige Arbeitssituation, die oft mit viel Sitzen und wenig Bewegung verbunden ist, erlaubt oft keine regelmäßige Bewegung. Daher sollte man besonders dem Abbau der Rückenmuskulatur entgegenwirken und zum Ausgleich ein ausreichendes Sportprogramm betreiben.

Besonders die durch Bewegungsmangel ausgelösten Rückenschmerzen sind oft problematisch, da diese oft nicht erlauben, dass man Sport betreibt, um eben diesen Schmerzen entgegenzuwirken. Dadurch verschlimmern sich die Symptome und wichtige Muskelmasse am Rücken wird abgebaut. Dies ist oft eine negative Abwärtsspirale von Schmerzen und Bewegungsmangel, dem nur schwer entkommen werden kann.

Herz-Kreislauf-Erkrankungen

Weiterhin kann ein erhöhter Bewegungsmangel zu schwerwiegenden Erkrankungen führen. Schwere Herz-Kreislauf-Erkrankungen, verursacht durch zu wenig Bewegung, treten zunehmend häufiger auf. Denn durch zu wenig Bewegung, wird das Herz nicht mehr ausreichend beansprucht und der Herzmuskel wird zunehmend schwächer, was dazu führt, dass die Leistung des Herzen deutlich abnimmt.

Die einzige Gegenmaßnahme ist viel Bewegung.

Selbst einfache Handlungen, wie Treppensteigen oder auch nur einfache Sportprogramme können durch die schwache Herzleistung zu ernstzunehmenden Erkrankungen führen.

Selbsterklärend wird dadurch auch der Abnehmprozess beeinträchtigt.

Bluthochdruck

Bluthochdruck ist eine häufige und sehr ernstzunehmende Erkrankung in Deutschland. Bereits Millionen von Menschen sind an dieser Erkrankung erkrankt, wodurch das Herz und andere Organe langfristig Schaden erleiden können.

Ebenso wie bei Herz-Kreislauf-Erkrankungen wird der Abnehmprozess durch zu hohen Bluthochdruck gestört.

Die bestmögliche und einfachste Methode und dem entgegenzuwirken und nicht Gefahr zu laufen, an Bluthochdruck zu erkranken, ist schlicht und einfach sportliche Betätigung. Dabei wird gleichzeitig auch nicht Ziel der Gewichtsreduktion gefährdet.

Verdauungsprobleme

Eine weitere Konsequenz vom erhöhten Bewegungsmangel, die oft nicht als solche realisiert wird, sind Verdauungsprobleme. Denn ein reibungsloser Ablauf des Verdauungsprozesses und der Verdauungsorgane wird nur durch ausreichend Bewegung gewährleistet.

Durch unzureichende Bewegung, die oft durch den Arbeitsalltag ausgelöst wird, wird der Verdauungsprozess beeinträchtig. Dieser ist aus verschiedenen Gründen für den Abnehmprozess von Bedeutung.

Als Folge des Bewegungsmangels und der einhergehenden Beeinträchtigung des Verdauungsprozesses können Blähungen und anderen Verdauungsproblemen auftreten. Die dadurch entstehenden Schmerzen beeinträchtigen das für den Abnehmprozess notwendige Sportprogramm. Ebenso gewährleistet ein reibungsloser Ablauf des Verdauungsprozesses die erfolgreiche Gewichtsreduktion.

Wie kann ich mich mehr bewegen?

Wenn dein Stoffwechsel bereits einwandfrei funktioniert, ist es nicht notwendig, dich mehr als üblich zu bewegen.

In Bezug auf einer Gewichtsreduzierung ist es aber notwendig, den Stoffwechsel des Körpers anzuregen. Denn nur dadurch gelingt eine erfolgreiche Gewichtsabnahme.

Um in diesem Sinne deinen Stoffwechsel anzuregen und zu verstärken, empfiehlt es sich, Ausdauertraining mit Krafttraining zu verbinden.

Ausdauertraining

Das typische Ausdauertraining ist Joggen. Allerdings sollte man dabei beachten, dass Joggen nicht bei starkem Übergewicht anzuwenden, da dies die Gelenke zu sehr beansprucht.

Bei starken Übergewicht werden die Gelenke langfristig durch das Joggen geschädigt.

Eine gute Alternative zum Lauftraining fürs Ausdauertraining ist Schwimmen. Ein toller Nebeneffekt ist dabei die Stärkung des Immunsystems.

Besonders für die Gewichtsabnahme ist der Aufbau der Ausdauer wichtig.

Krafttraining

Als Alternative zum Ausdauertraining bietet sich das Krafttraining an.

Sowohl für Mann und Frau!

Warum Krafttraining?

Besonders während des Abnehmprozesses ist zu empfehlen, Krafttraining zu betreiben. Denn das Krafttraining erzielt eine Straffung des Bindegewebes, denn insbesondere beim Abnehmen wird das Bindegewebe schwächer und ist nicht länger so straff.

Krafttraining für Frauen

Oft vermeiden Frauen ein intensives Krafttraining. Eine mögliche Ursache dafür wäre, die Angst, Muskeln aufzubauen und nicht mehr feminin zu wirken, sondern eher wie ein Mann.

Dabei wird jedoch oft der Muskelaufbau bei Frauen überschätzt. Es ist deutlich schwieriger, als Frau, Muskeln aufzubauen, als für den Mann. Ursache dafür ist die geringere Testosteronproduktion bei Frauen. Für einen tatsächlichen ausgeprägten Muskelaufbau ist sehr viel Training, Disziplin und konsequente Ernährung notwendig.

Wie lange soll ich trainieren?

Bei jeder Art von Training, sei es Ausdauer- oder Krafttraining, sollte die Trainingsdauer beachtet werden. Denn man sollte nicht den Fehler machen, und zu lange zu trainieren. Damit gemeint ist die tatsächliche Trainingsdauer pro Tag und nicht wie oft in der Woche.

Zu empfehlen sind maximal 90 Minuten zzgl. Das Aufwärmprogramm. Übersteigt man diese Anzahl an Minuten, wird dies zu einer Belastung für den Körper und ist zudem völlig nutzlos.

Sollte man noch ein Anfänger im Sporttraining sein, sind sogar nur 45-60 Minuten zu empfehlen und sollten nicht überschritten werden.

Weiterhin sollte beachtet werde, dass vielmehr die Art der Bewegung an sich von Bedeutung ist. Denn die Form und Intensität der Bewegung führt zu einer Erhöhung des Leistungsumsatzes und ein erhöhter Leistungsumsatz ermöglicht den Kalorienverbrauch. Also je mehr Leistung erbracht wird, desto mehr Kalorien werden verbraucht.

Die Konsequenz ist eine langfristig erhöhte Gewichtsabnahme!

Kapitel 3
Überschätzung

Besonders am Anfang, wenn man den Entschluss gefasst hat, abzunehmen, läuft man meiner Erfahrung nach, oft Gefahr, sich selbst zu überschätzen. Besonders im Hinblick auf die Umsetzung der einzelnen Schritte des Abnehmens.

Denn sobald man diese Entscheidung getroffen hat, erhält man einen großen Schub an Motivation. Dies ist oft mit einer Anmeldung im nächsten Fitnessstudio, verschiedenen Diätplänen und immense Einkäufe mit gesunder Kost, verbunden. Zusätzlich werden noch alle verführerischen und verbotenen Lebensmittel, wie Süßigkeiten, weggeworfen.

Diese Phase der Motivation hält meistens so die ersten zwei bis drei Wochen. Zudem verlierst du schon die ersten Kilos.

Aber irgendwann kommt der Punkt, den jeder, der es bereits versucht hat, bekannt ist, wo die

Motivation nachlässt. Die Besuche im Fitnessstudio nehmen langsam ab und anstatt viermal, geht man nur noch zweimal in der Woche trainieren und dann werden die Besuche einfach ganz eingestellt. Oft wird dies begleitet mit Ausflüchten, warum die Trainingseinheiten nicht wahrgenommen werden können.

Ebenso werden nach und nach die ungesunden Lebensmittel wiedereingeführt und der Einkauf ist längst nicht mehr so voll mit gesunden Lebensmittel, wie am Anfang. Ehe man es sich verzeiht, steht man wieder am Anfang, bevor der "Sache" mit dem Abnehmen.

Nun stellt sich natürlich die Frage, wie man ein solches Verhalten vermeiden kann...

Wichtig zu verstehen ist, dass man am Anfang der Abnehmphase, verbunden mit der hohen Motivation, ein zu hohes Selbstvertrauen in die eigene Person hat. Es ist längst nicht so einfach, wie man es sich nicht vorstellt. Die ganzen Einschränkungen der Angewohnheiten sind zu Beginn einfach zu viel. Das Fitnessstudio, die neuen Lebensmittel, der Verzicht anderer sonst so gewohnter Trink-, und Essgewohnheiten sind eine zu große Umstellung. Menschen sind Gewohnheitstiere. Irgendwann lässt die Motivation aufgrund der neuen und vielen Gewohnheiten nach.

Deshalb meine Empfehlung, damit das Abnehmen zum Erfolg wird. Verändere deine Gewohnheiten nur Schritt für Schritt. **Eins nach dem Anderen**. Gesundes Abnehmen erfolgt nicht sofort, sondern erfolgt so nach und nach. Nur kleine Veränderungen, die nach und nach stattfinden, bewirken eine erfolgreiche Umstellung.
So mache zum Beispiel erst einmal ein Probetraining im Fitnessstudio deiner Wahl. So kannst du herausfinden, ob ein Fitnessstudio zu dir passt. Wenn nicht, gibt es noch genügend andere Alternativen zum Abnehmen.

Man sollte sich bewusstwerden, dass es nicht nur den **einen** richtigen Weg zu dem Ziel der Gewichtsreduzierung gibt. Menschen haben verschiedene Neigungen und Vorlieben, man muss nur den richtigen Weg für sich persönlich finden.

Sollte das Trainieren im Fitnessstudio deinen Neigungen entsprechen, versuche auch dabei nicht dich zu übernehmen und unternehme nicht zu viele Trainingseinheiten in der Woche. Für den Anfang sind zwei Tage in der Woche optimal. Werden diese zwei Trainingseinheiten für dich zur Routine, kannst du die Trainingseinheiten pro Woche erhöhen. Wichtig ist aber dabei, dass du dich nicht überanstrengst und nur so viele Trainingseinheiten in der Woche übernimmst, die deinen Bedürfnissen entsprechen.

Motivation (Durchhaltevermögen) ist der Schlüssel zum Erfolg

Sobald die Besuche ins Fitnessstudio zum Alltag gehören, kannst du einen Schritt weitergehen. In diesem Fall gesunde Ernährung. Auch hier heißt es, nichts überstürzen. Du solltest nicht deine ganze Ernährung sofort komplett umstellen. Beginne beispielsweise mit dem Frühstück und ernähre dich zum Frühstück einfach gesünder. Alle anderen Essgewohnheiten können zunächst einfach weiter so bleiben, wie sie sind, so ungesund sie auch sind, das ist für den Anfang völlig in Ordnung.

Dabei musst dich auch nicht einschränken. Wenn die eine Frühstücksvariante nicht zu dir passt, probierst du einfach andere aus, bis du das für dich perfekte gesunde Frühstück gefunden hast. Zu empfehlen ist, dass du auch mehrere Varianten des Frühstücks findest, damit du dich auch langfristig mit der gesunden Alternative anfreunden kannst.

Sobald du diesen Aspekt der gesunden Ernährung erfolgreich gemeistert hast, wendest du dich an einen anderen Aspekt, deiner Ernährung, beispielsweise dem Abendessen. Dabei benutzt du das gleiche Vorgehen, wie beim Frühstück.
Wichtig ist nur, dass immer nur **einen** Aspekt verändert wird und die Umwandung Schritt für Schritt erfolgt.

Die Lösung ist: Schritt für Schritt zum Erfolg.

Warum sollte ich nicht meinen ganzen Lebensstil auf einmal verändern?

Ein wichtiger Grund für eine stufenweise Umstellung des Lebensstils ist, dass die Erfolge, die du hast, nachvollziehbar sind. Durch eine plötzliche Umstellung der Lebensweise, kann nur schlecht nachvollziehen, wodurch du wirklich abnimmst und Gewicht verlierst. Sind es die Trainingseinheiten oder die gesunde Ernährung?

Manche Menschen nehmen allein dadurch ab, dass sie auf ungesunde Lebensmittel verzichten, andere durch die sportliche Betätigung oder durch eine Kombination durch gesunde Ernährung und Sport.

Nur durch eine schrittweise Umstellung erfährst du, welche Aspekte zu einem positiven Abnehmerfolg führen und ersparst dir dabei auch unnötige Einschränkungen.

So kann sich zum Beispiel herausstellen, dass dein Abnehmerfolg hauptsächlich aufgrund der gesunden Ernährung erfolgt und nur minimal durch regelmäßige Sporttätigkeiten. So kannst du dich mehr auf den Aspekt der gesunden Ernährung konzentrieren, als auf die Trainingseinheiten.

Zur Wiederholung: Erfolg entsteht durch eine schrittweise Herangehensweise!

Durch diese Methode wird langfristig zu mehr Erfolg führen, als durch stumpfe, deinen

Bedürfnissen nicht entsprechende Handhabung.

Kapitel 4
Geringe Flüssigkeitsaufnahme

Um sämtliche Funktionen des Körpers aufrechtzuerhalten, wird eine Menge Flüssigkeit benötigt. Da der menschliche Körper aus 50 bis 60 Prozent reinem Wasser besteht, bedeutet dies eine hohe Beanspruchung des Organismus.

Aus diesem Grund ist es wichtig, dass der Körper einen ausreichenden Wasservorrat besitzt. Während der Nacht werden dem Körper eine hohe Menge an Mineralstoffen entzogen und für einen optimalen Start in den Tag muss dieser Mangel ausgeglichen werden. So empfiehlt es sich, direkt nach dem Aufstehen mindestens 500 ml Wasser zu trinken, damit der Organismus richtig funktionieren kann.

Aber nicht nur in der Nacht, sondern auch während des Tages wird dem Körper weiterhin Flüssigkeit und dementsprechend auch Mineralstoffe entzogen, die ausgeglichen werden müssen. Im Besonderen durch sportliche Betätigung verliert der Körper eine Menge Flüssigkeit. Aus diesem Grund ist es wichtig, während des Tages dem Körper ausreichend Flüssigkeit zuzuführen.

Während des Abnehmprozesses empfiehlt es sich, folgenden Trinkrichtwert zu beachten: 1 Liter Wasser pro 20 Kilogramm des eigenen Körpergewichtes.

In diesem Sinne muss eine Person, die 70 kg wiegt, 3,5 Liter während des Tages trinken, um einen Ausgleich für den Flüssigkeitsverlust des Tages zu schaffen.

Je hochwertiger die Flüssigkeit, die vom Körper aufgenommen wird, desto besser ist es für den Organismus.

Wie kann ich mehr Wasser trinken?

Damit die Flüssigkeitsaufnahme nicht zur Qual wird, empfiehlt es sich, die Getränke, die man zu sich aufnimmt, damit dir der Geschmack von Wasser nicht bald überdrüssig wird. Im Folgenden werden nun die Getränke aufgezeigt, die sich für den Abnehmprozess eignen und welche eher weniger.

Zuckerhaltige Getränke

Getränke, die Zucker enthalten sollten möglichst vermieden oder auf ein Minimum reduziert werden. Denn in der Regel enthält ein zuckerhaltiges Getränk 10 g Zucker auf 100 ml. Bei einem Liter sind dies bereits 100 g Zucker, also 410 kcal, dass bereits ein Viertel unseres Gesamtbedarfes des Körpers aus.

Merke: 1 Gramm Kohlenhydrate entspricht 4,1 kcal

Möchte man nicht ganz auf zuckerhaltige Getränke verzichten, sollte anstatt rein zuckerhaltige Getränke, wie Cola, sich an Fruchtsäften halten. Diese haben zwar den gleichen Zuckergehalt, besitzen aber im Gegensatz zu den rein zuckerhaltigen Getränken, immerhin Vitamine und Mineralstoffe, also Mikronährstoffe.

Weiterhin wäre es von Vorteil, die Fruchtsäfte mit Wasser zu verdünnen, denn dadurch wird mehr

Flüssigkeit, also Wasser aufgenommen und erlaubt dir, mehr Saft zu trinken, als wenn du den Saft unverdünnt trinkst.

Tee

Tee ist eine gute Lösung, um den Flüssigkeitsverlust auszugleichen. Es ist sehr empfehlenswert, Tee zu trinken, auch wenn man bisher keine oder kaum Erfahrung damit gemacht hat. Es ist eine gute Alternative zu Wasser und den Geschmack kann man wunderbar variieren. Ebenso kannst du Tee kalt oder warm genießen.

Dabei eignen sich sogar zuckerhaltige Teesorten. Du hast mehr Vorteile durch die zusätzliche Wasseraufnahme, als durch den Zucker, den bestimmte Teesorten enthalten.

So ist Tee eine gute Alternative zu Wasser und es lohnt sich, verschiedene Teesorten auszuprobieren, bis man seinen Geschmack gefunden hat.

Grüner Tee

Grüner Tee ist die ideale Methode, um sein Gewicht zu reduzieren und steigert das Wohlbefinden.

Laut wissenschaftlichen Studien, ist die Kombination aus Grünen Tee, regelmäßigen Ausdauertraining und eine gesunde Ernährung extrem gesundheitsfördernd.

Dies lässt sich dadurch erklären, dass Grüner Tee „Catechine" enthält die sehr gesundheitsverstärkend wirken.

So wird durch die Einnahme von Grünen Tee einerseits der Neubildung von Körperfett entgegengewirkt und andererseits der Abbau von bereits vorhandenen Körperfett gefördert.

Vorteile vom grünen Tee

1. Vorbeugung diverser Krebserkrankungen.
2. Vorbeugung Herzkreislauferkrankungen.

3. Wirkt magenreinigend und hilft bei der Verdauung fettiger Speisen

Eine Kombination aus den Teesorten *Gyokuro*, *Sencha*, *Bancha* und *Matcha* bewirkt die Anregung des Stoffwechsels, sowie fördert die eigene Fitness.

Empfehlung

Im Folgenden möchte ich eine Empfehlung dazu abgeben, wie und wann welche Sorten von grünen Tee einzunehmen ist, um den bestmöglichen Effekt zu erzielen.

Morgens: Gyokuro
Mittags: Sencha
Abends: Bancha.

Um eine bestmögliche Beschleunigung des Stoffwechsels zu gewährleisten, ist es ratsam, zusätzlich die Sorte Matcha 2- 4x pro Woche einzunehmen. Da Grüner Tee ebenfalls Koffein enthält, sollte dieser nur bis einschließlich nachmittags eingenommen werden, da es sonst den Schlafzyklus stören könnte.

Weiterhin ist zu bemerken, dass grüner Tee bedenkenlos eingenommen werden kann, da dieser kaum Kalorien enthält.

Ebenso ist zu empfehlen, nach der Nahrungsaufnahme ca. 300 ml grünen Tee zu trinken. Denn durch die Aufnahme von grünen Tee wird durch die zusätzliche Nährstoffzufuhr die Insulinausschüttung gehemmt, wodurch weniger Körperfett gebildet wird.

Wasserhaltige Lebensmittel

Weiterhin kann dem Körper zusätzlich Flüssigkeit zugeführt werden, indem wasserreiche Nahrungsmittel eingenommen werden. Denn allein durch die alleine Nahrungsaufnahme von wasserreichen Lebensmitteln, wie Äpfel, Reis, Suppen und andere, erhält der Körper Flüssigkeit. Dies ist insbesondere wichtig, wenn man dazu neigt, generell wenig Wasser über den Tag zu sich nimmt.

Kapitel 5
Falsche Lebensmittelauswahl

Was sind eigentlich falsche Lebensmittel?

Im Grunde gibt es keine richtigen oder falschen Lebensmittel, es gibt lediglich Lebensmittel, die mehr oder weniger Mikronährstoffe (Vitamine, Mineralstoffe, etc.) enthalten.

So ist es kein Problem, zuckerhaltige Getränke oder Fastfood einzunehmen, natürlich solange der eigene Kalorienbedarf nicht überschritten wird, da dies dem Ziel der Gewichtsabnahme entgegenwirkt. Ebenso ist es wichtig, dass der Bedarf an Vitaminen und Mineralstoffen erfüllt wurde.

Um eine gesunde und ausgewogene Ernährung zu erzielen, ist es wichtig möglichst eine hohe Menge an Mikronährstoffen einzunehmen. Dies lässt sich darauf zurückführen, dass Mikronährstoffe einen optimalen Ablauf aller Körperfunktionen ermöglichen.

Die 90/10-Regel

In der Regel sollte auf ungesunde Lebensmittel verzichtet werden, jedoch für diejenigen, die nicht auf solche Lebensmittel verzichten möchte, findet die 90/10-Regel Anwendung.

Dies bedeutet, dass die Nahrungsaufnahme größtenteils, also 90 %, „sauber" sein soll, also in diesem Sinne sehr vitamin-, und mineralstoffreich. Lediglich nur ein geringer Teil deiner Nahrungsaufnahme, also etwa 10 % dürfen, müssen aber nicht, ungesund sein. Diese Regel ist in diesem Sinne sehr erfolgsversprechend, da der Anwender eine Art von Belohnung erhält und sich nicht allzu gegen seine Neigungen einschränken muss.

Jedoch ist zu empfehlen, solche ungesunden Versuchungen durch alternativen auszutauschen, die deutlich gesünder sind.

So könnte ein Glas Cola durch ein Glas Fruchtsaft ausgetauscht werden. Wie bereits erwähnt, enthält Cola nur Zucker und keine Mikronährstoffe, Fruchtsäfte dagegen schon. Wenn man eine

Vorliebe für Eis hat, bietet es sich an, dieses durch selbstgemachtes und gesundes Eis auszutauschen. Rezepte dafür kann man im Internet finden.

Auch Schokolade sollte langfristig vermieden werden und stattdessen Weingummis einnehmen. Zwar enthalten Weingummis einen höheren Zuckeranteil, als Schokolade, jedoch besitzt Schokolade einen nicht unerheblichen hohen Fettanteil. Dagegen besitzen Weingummis kaum Fettanteil. Aus diesem Grund sollten Weingummis bevorzugt werden, da diese nur eine geringe Menge an Kalorien enthalten.

Denn 1 g Fett besitzt 9,3 kcal, während **1 g Zucker nur 4,1 kcal** besitzt.

Es ist offensichtlich, dass Weingummis in diesem Fall eine bessere Variante ist, als Schokolade, da sie deutlich kalorienarmer ist.

Welche Folgen haben falsche Lebensmittel?

Als „falsche" Lebensmittel werden solche Nahrungsmittel bezeichnet, die kaum oder keine Mikronährstoffe enthalten. Diese verbindet man oft auch mit dem Begriff „leere Kalorien".

Damit werden solche Lebensmittel bezeichnet, die man einnimmt, mitsamt deren Kalorien, ohne, dass wichtige Nährstoffe aufgenommen werden, die notwendig für den Organismus sind. Weiterhin wird der Körper beansprucht, da die Lebensmittel auch verarbeitet und verdaut werden müssen und man verspürt bereits nach kurzer Zeit wieder Hunger. Solche Lebensmittel haben in diesem Sinne keinen Nutzen und beschweren den Organismus.

Darüber hinaus entsteht bei einer vermehrten Einnahme solcher „falschen" Lebensmittel ein nicht unerheblicher Vitamin-, und Mineralstoffmangel. Dies kann auch zu gesundheitlichen Problemen führen, im Sinne von Konzentrationsschwächen, Erbrechen und Durchfall. Ebenso können dazu auch Schlafstörungen und Depressionen auftreten.

Auf schwerwiegendere Konsequenzen durch einen Vitamin-, und Mineralstoffmangel soll hier nun nicht weiter eingegangen werden.

Wie kann ich langfristig richtige Lebensmittel essen?

Um langfristig eine gesunde Ernährung aufrechtzuerhalten, erfordert dies ein hohes Maß an Disziplin und Durchhaltevermögen. Oft wird unterschätzt, wie herausfordernd eine solche Ernährungsweise ist. Dabei sollte eine gesunde Ernährungsweise nicht nur als zeitweilige Phase aufgefasst werden, sondern als eine Lebensweise.

Im Alltag wird der Anwender dieser gesunden Lebensweise immer wieder durch eine Fülle an Angeboten an Fastfood in Versuchung geführt. Dies stellt eine erhebliche Herausforderung dar und daher ist Disziplin und Selbstbeherrschung von immenser Bedeutung. Besonders im Hinblick mit dem Ziel der Gewichtsreduktion.

Es empfiehlt sich, eine Liste mit den bevorzugten (gesunden) Lebensmitteln aufzustellen und deine Mahlzeiten immer wieder zu variieren, um nicht die Lust am Essen zu verlieren. Abwechslung und Genuss sollten bei der Nahrungszubereitung und -einnahme nicht vergessen werden.

Weiterhin ist es ratsam, gelegentlich die 90/10-Regel anzuwenden, sollte es notwendig sein. Jedoch sollte die Regel nicht regelmäßig benutzt werden, da man dadurch in Gefahr läuft, in alte Muster zu fallen und unnötig Kalorien einnimmt.

Kapitel 6
Stressige Situationen

Stress - Definition, Ursachen und Folgen

„Stress" ist ein Wort, das heutzutage in Medien und Alltag omnipräsent ist. Doch welcher Begriff – welches mentale Konzept – steckt dahinter? Oft gleichbedeutend mit Ausdrücken wie Druck oder Anspannung verwendet, funktioniert die biologische Definition insofern anders, als das infrage stehende Phänomen terminologisch an seine Ursache gebunden wird: Stress bezeichnet die Reaktion von Organismen auf bestimmte emotionale Dissonanzen, die entsprechende Folgehandlungen hervorrufen.

Im alltäglichen Gebrauch wird jedoch kaum auf diese Definition Bezug genommen, sondern lediglich generisch von Druck oder Anspannung gesprochen. Diese kann positiv oder negativ sein.

Obwohl Stress oft ausschließlich negativ konnotiert ist, kann er durchaus auch sehr positive

Auswirkungen haben: Der erhöhte Adrenalinspiegel steigert das Leistungsvermögen und verschafft Dir so bessere Chancen in Gefahren, Wettbewerbs- und Prüfungssituationen.

In geregelten Maßen kann diese Art von Stress durchaus angenehm sein, für ein Gefühl der Produktivität und des Glücks sorgen und somit motivieren. Ausschlaggebend ist hier die Frequenz der Stressempfindungen. Je höher sie ist, desto eher wird sie negativ wahrgenommen.

Während Stress also in einigen Situationen durchaus etwas Gutes ist, hat eine zu hohe Häufigkeit entsprechender Empfindungen fatale Konsequenzen für die mentale Verfassung und Physis des Betroffenen, welche später näher beleuchtet wird.

Entstehung von Stress

Die Empfindung von Stress ist jedem bekannt, ebenso die Situationen, die Stress auslösen. Im Folgenden soll nun die Entstehung von Stress näher beleuchtet werden.

Es gibt mehrere verschiedene Arten von Stress, die individuell, auf unterschiedliche Art und Weise ausgelöst werden kann. So sind es beispielsweise Abgabetermine, der Beruf, das Privatleben und sogar die Familie, die uns Stress empfinden lassen. Oft wird Stress als negativ empfunden.

Dabei sind die Auslöser von Stress sehr individuell. Es gibt keine verallgemeinerten Aspekte und Situationen, die bei jedem auf gleiche Art und Weise Stress auslösen. Bei manchen sind es bereits die Temperaturschwankungen, bei anderen beispielsweise der Verkehr und bei anderen keins von beidem.

Oft gibt es einen Zusammenhang zwischen Stress und Krankheit. Insbesondere negativer Stress kann psychischen und physischen Erkrankungen auslösen. Andererseits kann Stress auch als Folgeerscheinung durch eine Krankheit entstehen. Dies zeigt sich speziell bei Tumor-, oder Entzündungspatienten, die von einem hohen Stresslevel betroffen sind.

Welche Folgen hat Stress?

Stress kann sowohl geistige, als auch körperliche Auswirkungen auf den Menschen haben. Vor allem beständiger Stress hat, der sich über einen längeren Zeitraum erstreckt kann ernste Konsequenzen für den Körper und Seele haben.

Um dem Rahmen nicht zu sprengen, wird sich dieses Buch im Folgenden ausschließlich mit den verschiedenen Auswirkungen von Stress, im Zusammenhang mit der Gewichtsabnahme, beschäftigen.

Körperliche Folgen

Schlafstörungen

Ein hohes Maß an Stress kann zu Schlafstörungen führen. Dies ist im Besonderen problematisch, da während der Tiefschlaf-Phase die Regeneration des Körpers stattfindet. Dieser Prozess erfordert eine hohe Menge an Energie, wodurch eine Menge an Kalorien verbraucht wird. In Bezug auf die

Gewichtsabnahme ist dies sehr praktisch, da man dafür „nichts" tun muss. Durch Schlafstörungen wird die praktische Tiefschlafphase nur wenig erreicht, was bedeutet, dass nicht so viele Kalorien verbraucht werden, wie üblich.

Stoffwechselstörungen

Stress kann sich ebenso auf den Stoffwechsel auswirken. Dies ist in dem Sinne problematisch, da der Stoffwechsel im Grunde den Kohlenhydrat-, Eiweiß-, Fett- und Mineralstoffwechsel im Körper reguliert. So beispielsweise die Nährstoffverteilung, die Produktion und Abbau von Enzymen und vieles andere, wird mithilfe des Stoffwechsels durchgeführt.

Heißhungerattacken

Stress verursacht die sogenannten Heißhungerattacken, die dem Abnehmprozess erheblich behindern. Um solchen Heißhunger zu vermeiden, muss dem Dauerstress entgegengewirkt werden.

Psychische Folgen

Depressionen

Depressionen können durch Stress ausgelöst werden. Neben den bekannten schlimmen Folgen dieser psychischen Erkrankung, hat diese auch erhebliche Auswirkung auf die Gewichtsabnahme. Negative Gefühle bewirken oft ein gesteigertes Hungergefühl, das dem Abnehmprozess unweigerlich entgegenwirkt.

Der Abnehmprozess erfordert ein hohes Maß an Disziplin in Bezug auf die Ernährungsweise, in Sinne von der Art und Weise, der Nahrungszufuhr, sowie die Menge an eingenommener Lebensmittel. Durch die psychische Erkrankung kann diese Art an Disziplin nicht erbracht werden, dass erhebliche negative Folgen für die Gewichtsabnahme hat. Denn so kann trotz regelmäßigen

Trainingseinheiten ein Abnehmerfolg verhindert werden.

Natürlich kann aufgrund der psychischen Erkrankung der gegenteilige Effekt auftreten, in Form von Essstörungen, da diese oft im engen Zusammenhang mit Depressionen stehen. Dadurch wird zwar ein Gewichtsverlust erzielt, doch auch ungesunde Art und Weise.

Außerdem erzielt diese starke Art von Gewichtsreduzierung nicht das erhoffte Ziel einer Traumfigur. Im Gegenteil. Diese Form der Figur ist lebensgefährlich.

Burnout

Ist es möglich während eines Burnouts abzunehmen?

Natürlich. Allerdings ist dies schwieriger, da sich ein Burnout auf den Abnehmprozess des Körpers negativ auswirkt. Die Wirkung ist ähnlich wie bei Depressionen, da diese als ein häufiges Symptom von Burnout gelten.

Depressionen sind allerdings nicht das einzige Symptom von Burnout. Aufgrund der Vielfältigkeit der Symptome und den damit verbundenen Auswirkungen verringert sich der Erfolg beim Abnehmen während eines Burnouts. Dies liegt unter anderem auch an der erhöhten Lustlosigkeit und dem starken Motivationsmangel, welche in der Zeit des Burnouts häufig auftreten.

Folglich wirkt sich ein Burnout negativ auf das Abnehmergebnis aus und führt in einigen Fällen zu einer Gewichtszunahme. Sowohl ein Burnout als auch die Gewichtszunahme, welche teilweise sogar zu Übergewicht führen kann, sind meist von Stress ausgelöst.

Wie kann ich den Stress bewältigen?

Die erste Antwort auf diese Frage ist immer: Direkt vermeiden! Doch dies ist meist leichter gesagt als getan. Denn alleine unser Alltag verlangt uns vieles ab. Oftmals müssen wir den Beruf und die Familie unter einem Hut kriegen und keiner möchte vernachlässigt werden.

Um diesen Tagesablauf, welcher mit viel Stress verbunden ist, zu schaffen, benötigen wir einen Ausgleich. Jeder Mensch ist individuell und deshalb gibt es zahllose Möglichkeiten, um Stress zu bewältigen. Eine dieser vielen Möglichkeiten ist der Sport.

Sport gilt als eine perfekte Methode zur Stressbewältigung. Außerdem hilft Sport dabei, Heißhungerattacken bereits vor dem Entstehen zu unterbinden. Sport ist eine sehr gute Abnehm-Methode, was ebenfalls natürlich neben der Stressbewältigung ein toller Nebeneffekt ist. Dadurch kommt es zu einem doppelten Vorteil. Man bewältigt den Stress und nimmt gleichzeitig noch ab, also eine klare Win-Win-Situation.

Die Art des Sports ist dabei vollkommen irrelevant. Es kommt auf deine Vorlieben an.

Eine Idee:

Arbeitest du in einem sozialen Beruf, bei dem du den ganzen Tag in Kontakt mit Menschen stehst? Dann probiere doch in deiner Freizeit einmal den

Einzelsport. So nimmst du dir auch einmal ein bisschen Zeit für dich und kannst entspannen.

Arbeitest du allerdings alleine, wie zum Beispiel in den meisten Bürojobs, so ist es zu empfehlen, sich einen Teamsport zu suchen.

Jeder Mensch ist anders und so kann es auch sein, dass die eben aufgestellten Thesen nicht auf dich zutreffen. Denn zu jeder guten Regel gehört eine Ausnahme.

Sex

Sex ist nachgewiesen eine Methode, um Stress erfolgreich abzubauen. Denn dadurch werden Glückshormone ausgeschüttet. Regelmäßiger Sex spielt eine wichtige Rolle, um dauerhaften Stress abzubauen und zu vermeiden.

Ein weiterer Vorteil von häufigen Sex ist der gesundheitliche Aspekt. Denn durch Sex wird eine Menge an Kalorien verbraucht, womit so auch die Gewichtsabnahme gefördert wird.

Kapitel 7
Radikaldiäten

Die Gewichtsabnahme wird oft mit gutem Aussehen gleichgesetzt, jedoch ist man sich im Allgemeinen nicht bewusst, dass eine Gewichtsreduktion nicht automatisch dazu führt, ein besseres Aussehen zu erhalten.

Denn besonders bei Übergewicht ist zu beachten, dass durch die Gewichtsabnahme, das Körperfett von dem Bindegewebe gelöst wird. Dieses sollte anschließend durch Muskelmasse aufgefüllt werden, da das Bindegewebe ansonsten einfach nur wie Hautlappen herabhängt.

Oft empfehlen die Experten, dass der Abnehmprozess durch Krafttraining begleitet werden soll und wichtiger ist, als Ausdauertraining, damit das Bindegewebe gestärkt und gestrafft wird.

Der Jojo-Effekt

Der berüchtigte Jojo-Effekt entsteht dadurch, dass die Einschränkungen bei der Ernährung derart erheblich sind, dass ein Kaloriendefizit besteht, wodurch ein übermäßiger Hunger entsteht.

Dieses Hungergefühl ist ein Zeichen des Körpers, dass der Kalorienbedarf nicht im Geringsten erfüllt wurde und eine Forderung nach mehr Nahrung. Diesem Hungergefühl kann auch nicht widerstanden werden und es wird völlig unerheblich, ob die Lebensmittel gesund oder ungesund sind, solange das quälende Hungergefühl gestillt wird.

Problematisch dabei ist, dass der Körper beim Jojo-Effekt eine deutlich höhere Menge an Essen verlangt, als er benötigt, wodurch die Nahrungsaufnahme extremer ausfällt, als üblich. Dies führt dazu, dass man an Gewicht zulegt.

Dies kann man sich dadurch erklären, dass der Körper nur signalisiert bekommt, dass er zu wenig Nahrung und Nährstoffe erhält, der er eigentlich benötigt um optimal funktionieren zu können.

Daher verfällt der Körper in eine Art Überlebensmodus, wo dieser mit einer zu geringen Menge an Nährstoffe den Organismus aufrechterhalten muss.

Nach dem das Kaloriendefizit ausgeglichen wurde, muss der Körper sich regenerieren. Dafür wird eine Menge an Nährstoffen benötigt. Ebenso werden überflüssige Nährstoffe angereichert, um den oben erwähnten Zustand, verursacht durch das Kaloriendefizit, nicht mehr zu erreichen. Das hat ebenfalls zur Folge, dass man zunimmt.

Die oben beschriebenen Auswirkungen des Jojo-Effekts machen deutlich, dass dieser Zustand alles andere als gesund ist und möglichst vermieden werden sollte.

Kapitel 8
Nicht genug Schlaf

Besonders wichtig für den Abnehmerfolg oder auch für den Muskelaufbau ist eine ausreichende Menge an Schlaf. Dies wird jedoch im Allgemeinen oft unterschätzt.

Denn während des Schlafes, in der Tiefschlaf-Phase erfolgt die Regeneration des Körpers. Dieser Vorgang erfordert eine hohe Menge an Energie, wodurch demenentsprechend Kalorien verbraucht werden.

Ebenso gewährleistet eine ausreichende Menge an Schlaf, dass der Hormonhaushalt ausgeglichen ist. Dies insbesondere in Bezug die Gewichtsabnahme von Bedeutung, da der Hormonhaushalt entscheidend für die körperliche Gesundheit ist, womit eine erfolgreiche Gewichtsreduzierung erst möglich ist. Darüber hinaus erzielt man mit ausreichend Schlaf deutlich bessere Leistung beim Training, als ohne.

Tipps gegen Schlafstörungen

Viel Bewegung im Alltag

Durch sportliche Betätigung wird der Körper beansprucht und verliert an Energie. Die Erschöpfung erleichtert den Schlaf.

Jedoch sollte nicht kurz vor dem Schlafengehen Sport betrieben werden, da das Training den Kreislauf anregt, und dies dann dazu führt, dass man Probleme beim Einschlafen hat.

Als Alternative bietet sich ein Spaziergang, der nicht allzu anstrengend ist, an.

Geregelter Schlafrhythmus

Ein geregelter Schlafrhythmus kann etwaige Schlafstörungen entgegenwirken.
Dies bedeutet, dass man zu bestimmten Zeiten einschlafen sollte und zu bestimmten Zeiten aufstehen.

Sollte man am Vorabend Schwierigkeiten beim Schlafen gehabt habe, sollte man nicht versuchen, die verlorene Schlafzeit durch ein Aufstehen zu einer späteren Uhrzeit, auszugleichen, sondern zur üblichen Zeit aufstehen. Denn der Körper entwickelt ein Gedächtnis für die Schlaf-, und Aufstehzeiten. Dies hat zur Folge, dass man am darauffolgenden Abend entsprechend müde ist und keine Probleme beim Einschlafen hat.

Versucht man die Schlafzeit durch das Aufstehen zu einem späteren Zeitpunkt, zu verlängern, führt das dazu, dass man zur entsprechenden Schlafenszeit nicht müde ist. So verschiebt sich die Schlafenszeit zu einem späteren Zeitpunkt.

Festgelegte Aufsteh- und Schlafenszeiten sind wichtig!

Weiterhin sollte man sich angewöhnen, sich nicht allzu lange morgens nach dem Klingeln des Weckers im Bett aufzuhalten und unverzüglich aufzustehen.

Ebenso sollte man sich nicht, durch den Fernseher oder dem Handy vom Einschlafen ablenken lassen und wenn es Zeit ist, zu schlafen, sich nicht noch mit etwas anderem beschäftigen.

Denn Schlafmangel hat nicht nur gesundheitliche Auswirkungen, sondern führt ebenso zu starken Heißhungerattacken. Außerdem besitzt man, wenn man unter Schlafmangel leidet, eine deutlich schlechtere Sport-, und Konzentrationsleistung, als bei ausreichend Schlaf.

Keine Mahlzeiten vor dem Schlafengehen

Kurz vor dem Schlafengehen sollten größere Mahlzeiten vermieden werden, da dies zu Einschlafstörungen führen kann.

Möchte man nicht auf eine Mahlzeit spät abends verzichten, dann empfehlen sich lediglich leichte Mahlzeiten mit einem geringen Anteil an Kohlenhydraten einzunehmen. Dies lässt sich so erklären, dass die Kohlenhydrate sehr schnell vom Körper verwechselt werden und der Körper so beansprucht wird, wodurch der Körper folglich wach ist.

Ebenso werden durch größere Mahlzeiten die Regenerationsprozesse, die während der Schlafphase tätig sind, werden behindert, wodurch der Körper sich nicht von den täglichen Anstrengungen erholen kann.

Meine Empfehlung

Um dir mehr Infos als in diesem Buch zu bieten, empfehle ich dir nachfolgend eine **Webseite** auf der du 2 Fragen zum Thema Abnehmen **komplett kostenlos** beantwortet bekommst.

Klicke hierzu einfach jetzt auf den nachfolgenden Link und stelle dort deine 2 Fragen:

http://www.erfolgreiche-fettverbrennung.de/u1/

Haftungsausschluss

Der Inhalt dieses Buchs wurde mit großer Sorgfalt geprüft und erstellt. Der Autor übernimmt keinerlei Gewähr für die Aktualität, Korrektheit, Vollständigkeit oder Qualität der bereitgestellten Informationen und weiteren Informationen.

Es wird keine juristische Verantwortung oder Haftung für Schäden übernommen, die durch kontraproduktive Ausübung oder durch Fehler des Lesers entstehen. Es kann auch keine Garantie für Erfolg übernommen werden.

Der Autor übernimmt daher keine Verantwortung für das Nicht-Erreichen der im Buch beschriebenen Ziele.

Dieses Buch enthält Links zu anderen Webseiten. Auf den Inhalt dieser Webseiten haben wir keinen Einfluss.

Deshalb kann auf den dortigen Inhalt auch keinerlei Gewähr übernommen werden. Die verlinkten Seiten

Impressum

Veröffentlicht durch

Marco Reuter

Vinnhorster Weg 81

30419 Hannover

E-Mail: marco.reuter92@gmail.com

ISBN-13: 978-1546601524

ISBN-10: 154660152X